Traitement

des

Fractures du tiers supérieur

de l'Humérus

par le

Dr DUPUY DE FRENELLE

PARIS

A. MALOINE, Éditeur

25-27, Rue de l'École-de-Médecine, 25-27

1909

Traitement des Fractures du tiers supérieur de l'Humérus

Traitement

des

Fractures du tiers supérieur
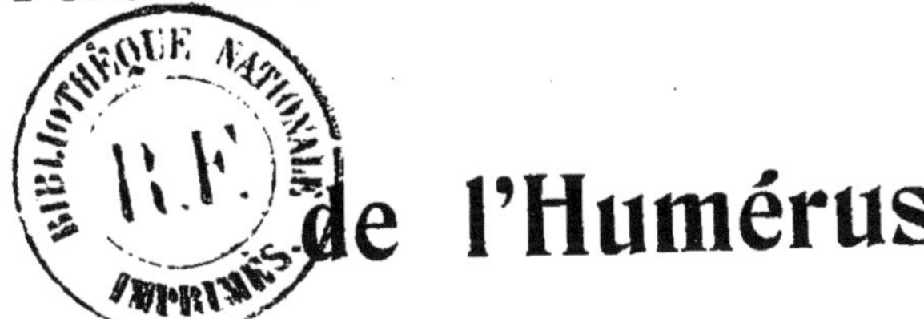
de l'Humérus

par le

Dʳ DUPUY DE FRENELLE

PARIS

A. MALOINE, Éditeur

25-27, Rue de l'École-de-Médecine, 25-27

1909

Traitement des fractures du tiers supérieur de l'humérus

Dans le traitement d'une fracture on doit avoir en vue avant tout de rétablir l'intégrité de la fonction du membre atteint.

Les infirmités qui peuvent persister à la suite d'une fracture du tiers supérieur de l'humérus sont dues généralement :

1° A une ankylose partielle ou totale de l'articulation de l'épaule;

2° A une périarthrite scapulo-humérale (adhérences du deltoïde à l'humérus) ;

3° A la déformation des tubérosités humérales qui dans l'abduction viennent buter contre la voûte acromio-coracoïdienne ;

4° A la saillie du fragment inférieur qui dans les mouvements d'élévation du bras vient buter en avant contre l'apophyse coracoïde ou en arrière contre l'acromion;

5° A la consolidation en crosse des deux fragments ;

6° A la rétraction des muscles scapulo-huméraux qui limitent les mouvements d'abduction et de rotation de l'humérus ;

7° A l'atrophie des muscles de l'épaule ;

8° A des raideurs de l'articulation du coude.

Nous éliminerons de suite les raideurs de l'articulation du coude qui sont dues bien plus à l'appareil appliqué qu'au traumatisme.

I. — *Pour éviter l'ankylose partielle ou totale de l'épaule*. — On doit :

1° Ne pas immobiliser l'articulation complètement;

2° Ne pas surtout l'enfouir dans un appareil plâtré qui mène l'articulation à l'ankylose, les muscles à l'atrophie, masque la région malade au chirurgien et forme une cuirasse contre toute tentative de traitement ;

3° Masser méthodiquement tous les muscles de l'épaule sans oublier les petit rond, grand rond, et même sous-scapulaire, ce dernier dans la limite du possible.

Ce massage doit être d'abord un effleurage qui engourdit la douleur et le muscle contracturé et permet une exploration plus fructueuse des fragments, puis un pétrissage persévérant sans violence destiné à dissoudre l'hématome diffus qui étouffe la vitalité des fibres musculaires.

Pour dissoudre l'hématome parfois volumineux, la faradisation très faible n'allant jamais jusqu'à la contraction musculaire rendra de bons et rapides services.

4° Mobiliser très doucement par de très petits mouvements l'articulation. Mobilisation d'avant en arrière de la tête humérale saisie entre le pouce et l'index.

Faire varier chaque jour de quelques degrés seulement par de très petits mouvements, l'angle d'abduction du bras dès que la consolidation le permet (8ᵉ au 10ᵉ jour).

II. — *Pour éviter la périarthrite scapulo-humérale.*

Pour lutter contre l'adhérence de la face profonde du deltoïde à l'humérus consécutive à une synovite de la bourse séreuse sous-deltoïdienne, il faut mobiliser chaque jour le deltoïde sur le plan osseux en évitant de déplacer les fragments.

III. — *Pour éviter que la grosse tubérosité ne vienne heurter contr e le rebord externe de la voûte acromio-coracoïdienne.*

Mettre le bras en abduction en sorte que la grosse tubérosité soit relayée sous la voûte acromio-coracoïdienne pendant la plus grande partie de la durée du traitement. Se rappeler qu'en mettant le bras en abduction on ne risque rien. Le mouvement qui reste incomplet c'est l'abduction le plus souvent.

IV. — Pour éviter que le fragment inférieur par suite de son ascension et de sa projection en avant et en dedans ne limite plus tard les mouvements d'élévation et d'adduction du bras, en venant buter contre l'apophyse coracoïde.

V. — Pour éviter la *consolidation en crosse* des deux fragments il faut remettre le fragment inférieur au bout et dans le prolongement de l'axe du fragment supérieur. En effet le fragment supérieur est mis généralement en abduction par le muscle sus-épineux ; le fragment inférieur tombe verticalement ; si on ne place pas ce dernier en abduction, les deux fragments forment un angle obtus, presque droit, ils se consolident en crosse, l'humérus devient un fémur.

L'articulation scapulo-humérale perd du même coup une partie de ses mouvements d'abduction et de rotation (mouvements utiles pour se peigner (abduction élévation), s'habiller (rotation externe), mettre ses bretelles (rotation interne). Pour éviter la consolidation en crosse on devra donc mettre le fragment inférieur dans le prolongement du fragment supérieur c'est-à-dire en une abduction dont le degré variera avec les angles indiqués par la radiographie.

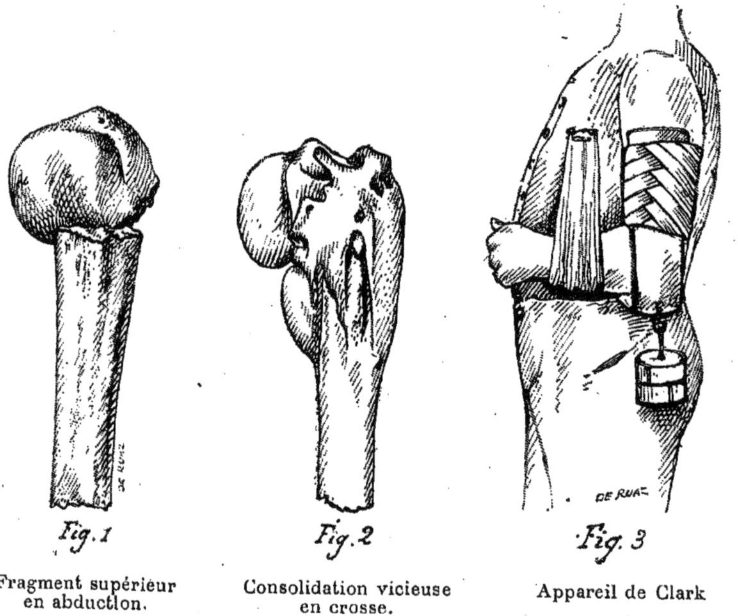

<table>
<tr><td align="center">Fig. 1</td><td align="center">Fig. 2</td><td align="center">Fig. 3</td></tr>
<tr><td align="center">Fragment supérieur
en abduction.</td><td align="center">Consolidation vicieuse
en crosse.</td><td align="center">Appareil de Clark</td></tr>
</table>

Pour opérer cette réduction, les manœuvres de force sont inutiles et dangereuses. On se préoccupera tout d'abord de faire tomber la contracture musculaire qui est le principal obstacle à la réduction (sauf fracture avec pénétration des fragments où la réduction est inutile). Pour obtenir ce résultat un massage bien fait de l'épaule,

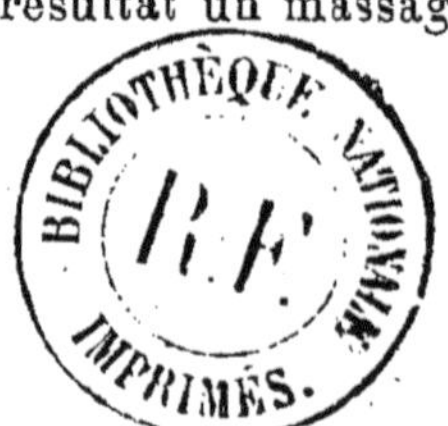

avec effleurage surtout, facilitera la tâche. Le bras sera mis en abduction de façon à relâcher les fibres du deltoïde dont la contracture attire le fragment inférieur en haut.

La réduction proprement dite comprend trois actions différentes : l'extension, la contre-extension et la coaptation.

L'extension sera continue, douce, méthodiquement dosée, et s'exercera sur le bras en abduction, l'avant-bras fléchi de préférence en rotation interne.

La contre-extension ne devra pas prendre point d'appui sur les muscles grand pectoral et grand dorsal. Le grand pectoral est, en effet, le muscle qui contribue le plus à l'attraction du fragment inférieur en avant et en dedans. Une contreextension qui prendrait point d'appui sur lui, exagérerait la déformation et s'opposerait à sa réduction, en tendant à raccourcir les fibres de ce muscle.

Lorsque l'extension continue a suffisamment abaissé le fragment inférieur, avec l'aide de cette extension accentuée par un aide, l'opérateur réduit la fracture par des manœuvres de coaptation ; en saisissant d'une main la tête humérale, de l'autre le fragment inférieur qu'il s'efforce de projeter en arrière, au bout du fragment supérieur.

Pendant cette manœuvre le bras est en abduction, momentanément il peut être porté en avant, horizontal toujours, et mis en rotation interne pour relâcher le grand pectoral.

La réduction une fois obtenue, pour la maintenir, il est nécessaire de maintenir le bras dans une abduction dont le degré sera approprié à chaque cas et de fixer autant que possible le corps de l'humérus en l'attirant en arrière.

Il est important de veiller à ce que le bras ne soit pas maintenu en rotation interne trop prononcée, ce qui plus tard limiterait les mouvements de rotation externe de l'épaule et gênerait beaucoup le sujet pour mettre et retirer ses manches de vêtement, pour ouvrir un journal, une porte de voiture.

Si l'on peut réduire le premier jour, tant mieux. Souvent l'hématome et la contracture musculaire s'y opposeront. Dans ce dernier cas, on tentera de nouveau chaque jour la réduction avec douceur, méthode et persévérance, après une séance de massage doux et prolongé.

Par la méthode et la persévérance on obtiendra en plusieurs jours, progressivement la réduction qu'il eût été impossible d'obtenir le premier jour, même par une violence dangereuse. Cette réduction sera alors bien plus facile à maintenir, bien plus sûre, bien plus proche de la perfection.

Entre temps on aura eu soin de s'aider de la radiographie autant que possible. Celle-ci, en précisant le diagnostic, sera un précieux document de l'existence de la lésion première et dirigera méthodiquement les manœuvres de coaptation.

Dans les cas beaucoup plus rares, je crois, où le fragment inférieur fera saillie en dehors et en avant ou en arrière, sans mettre de coussin dans l'aisselle on appliquera un appareil à extension continue de Clark dans le jour. Le soir, « on placera un peu de coton entre le bras et le thorax afin que la peau ne se touche pas ; on immobilisera le bras de façon à placer le coude en avant, et on tirera vigoureusement en bas tandis qu'une bande placée autour du tiers supérieur du bras tirera le fragment inférieur en arrière ; de cette façon, le membre sera fixé par des tours de bande autour du corps, tours qui maintiennent la partie supérieure constamment poussée en arrière le coude est alors repoussé en avant. Les tours ne passeront pas sous le coude, car ils le feraient remonter. (Procédé de Kocher).

J'ai modifié légèrement ce dernier appareil en me servant d'une large bande de leukoplaste adhérent qui tire l'extrémité supérieure du bras en arrière, ce pendant qu'une autre fixe le coude en avant.

Dans un cas j'ai même eu recours à une bande élastique fixée par leucoplaste pour attirer le bras en arrière. Je n'affirme pas que ce soit là un perfectionnement.

VI. — Pour lutter contre la rétraction des muscles grand pectoral, grand dorsal et grand rond (surtout) qui limitent les mouvements d'abduction, on mettra le bras en abduction, on lui imprimera des mouvements d'abduction progressivement plus étendus à mesure que la solidité du cal le permettra.

Pour lutter contre la rétraction des muscles sous-scapulaire qui limite la rotation en dehors, sous-épineux petit rond qui limite la rotation en dedans, on imprimera très prudemment et assez tard des mouvements de torsion à l'humérus, lorsque la solidité du cal le permettra.

VII. — Contre l'atrophie des muscles de l'épaule on aura lutté pendant tout le cours du traitement par des massages d'abord, puis par de la faradisation (bobine à gros fil, interrupteur lent), puis par de la gymnastique aidée d'un bâton dirigé par l'autre bras, puis par de la gymnastique avec efforts gradués au moyen d'appareils Sandow-élastiques combinés pour rendre à l'articulation de l'épaule tous ses mouvements. On se rappellera que toute mobilisation de l'épaule doit s'accompagner d'immobilisation de l'omoplate afin d'éviter la mobilité de suppléance de cet os.

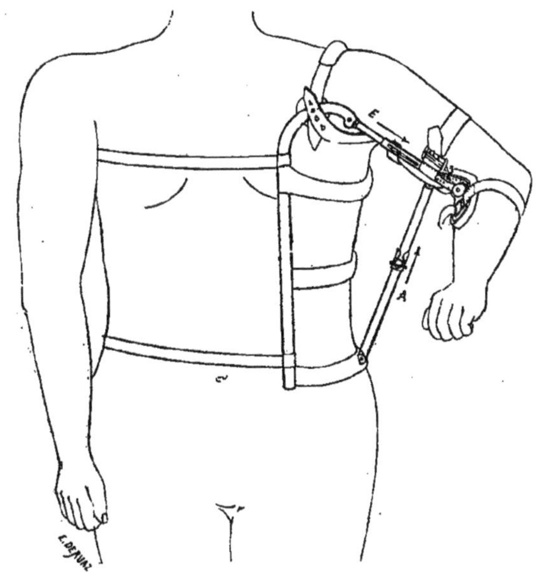

Fig. 4.

A. Tige à glissière d'abduction. — E. Tube à ressort d'extension.

La conclusion qui se dégage de cette étude est la suivante. Dans la majorité des cas la fracture du tiers supérieur de l'humérus s'accompagne d'abduction du fragment supérieur, d'adduction, de projection en avant et d'ascension du fragment inférieur.

Pour mettre les fragments bout à bout il faut faire de l'extension continue du bras, en une abduction dont le degré varie avec celui du fragment supérieur. La réduction une fois obtenue, il faut maintenir le fragment inférieur en arrière, tout en lui imprimant une légère extension.

Pour arriver à ce résultat, nous avons fait construire un appareil très léger qui se compose d'une partie thoracique sur laquelle vient s'articuler une gouttière brachiale. Les bords de cette gouttière sont formés par deux tubes à ressort pour extension continue du genre de ceux d'Heitz Boyer.

Ils prennent point d'appui en haut sur la pièce thoracique, ce qui évite la compression des grand pectoral et grand dorsal et la compression du paquet vasculo-nerveux axillaire toujours à redouter avec les appareils à béquille.

Le point d'appui inférieur est pris sur l'avant-bras fléchi.

La tension des ressorts est facilement graduable.

Une tige d'abduction à glissière permet d'élever et d'abaisser le bras, de régler la direction du fragment inférieur sur celle du fragment supérieur.

Lorsque la fracture est réduite, il est facile de fixer le fragment inférieur au tube postérieur pour éviter la reproduction de son déplacement en avant.

Cet appareil est l'une des expressions de la méthode de traitement que nous préconisons dans ces fractures et qui se propose :

1° De réduire les fractures par une action continue, convenablement orientée et prudemment dosée ;

2° De permettre de vérifier sans cesse le résultat obtenu à la lumière de la radioscopie ;

3° De laisser le foyer de fracture et le membre blessé à découvert ;

4° De permettre de compléter chaque jour le résultat obtenu à l'aide de l'appareil par les manœuvres personnelles du chirurgien ;

5° D'éviter une immobilisation excessive trop absolue des articulations traumatisées ;

6° De permettre d'instituer dès le début de la fracture, le *traitement fonctionnel* du membre, par le massage, la mobilisation, l'électrothérapie et autres moyens adjuvants.

7° De permettre de soigner les plaies du membre fracturé.

MAYENNE, IMPRIMERIE DE CHARLES COLIN.

MAYENNE, IMPRIMERIE DE CHARLES COLIN.

www.ingramcontent.com/pod-product-compliance
Ingram Content Group UK Ltd.
Pitfield, Milton Keynes, MK11 3LW, UK
UKHW022300070726
13613UKWH00005B/2406